AF343192

SOCIÉTÉ INDUSTRIELLE DU NORD DU LA FRANCE.

CONCOURS DE 1878.

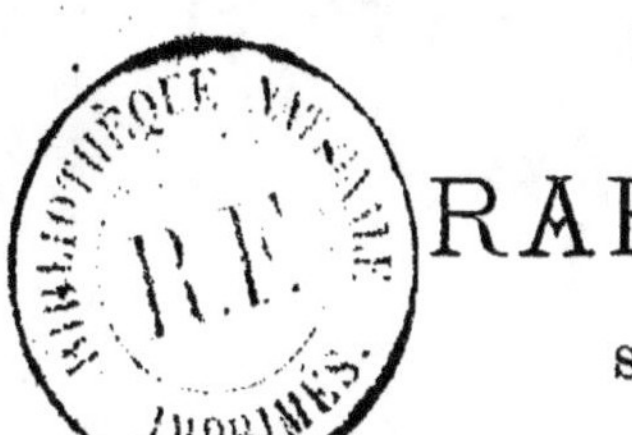

RAPPORT

SUR LES

DANGERS DE L'ÉCRÉMAGE DU LAIT

ET SES CONSÉQUENCES

AU POINT DE VUE DE L'ALIMENTATION DES JEUNES ENFANTS

DANS LES GRANDES VILLES

ET

DES MOYENS D'Y REMÉDIER

PAR

L'INTERVENTION DE LA CHIMIE PHYSIOLOGIQUE OU DES SOCIÉTÉS DE BIENFAISANCE

PAR

M. Alf. HOUZÉ DE L'AULNOIT.

LILLE

IMPRIMERIE L. DANEL.

1879.

SOCIÉTÉ INDUSTRIELLE
du Nord de la France.

RAPPORT

SUR LES

DANGERS DE L'ÉCRÉMAGE DU LAIT ET SES CONSÉQUENCES

AU POINT DE VUE DE L'ALIMENTATION DES JEUNES ENFANTS

DANS LES GRANDES VILLES

ET DES MOYENS D'Y REMÉDIER

Par l'intervention de la Chimie physiologique ou des Sociétés de bienfaisance

PAR

M. Alf. HOUZÉ DE L'AULNOIT.

En mettant au concours la question suivante : des dangers de l'écrémage du lait et ses conséquences au point de vue de l'alimentation des jeunes enfants dans les grandes villes et des moyens d'y remédier par l'intervention de la chimie physiologique ou des sociétés de bienfaisance, le Comité d'utilité publique de la Société Industrielle ne s'est pas illusionné sur sa haute portée. Il savait, qu'en appelant l'attention publique sur une coutume tolérée par la justice en France, il allait lutter contre une altération presque admise dans nos transactions commerciales, quoiqu'elle n'ait pour elle ni la loi, ni l'hygiène, ni l'humanité. Le but du Comité n'a pas été de porter atteinte à l'agriculture, mais de concilier des intérêts respectables avec un des droits les plus sacrés d'une partie de notre jeune population, le droit de vivre. Convaincu que cette entente était possible entre le producteur et le consommateur, il a pensé que son devoir l'obligeait à ne pas rester indifférent aux marques de sympathie accordées à l'enfance dans ces dernières années par nos congrès, nos sociétés savantes et les représentants même de notre Assemblée nationale. Et comme tant d'autres, il a voulu apporter le concours de son dévouement et de sa persévérance pour éteindre une cause qui fait de terribles ravages, parmi les enfants de nos classes laborieuses. Cette cause est l'insuffisance nutritive du lait écrémé, tel qu'il est débité dans nos quartiers populeux ; et cet écrémage est d'autant plus fâcheux, que le lait est le seul et unique aliment qui convient au jeune être, pendant les premiers mois de sa frêle existence.

D'après de nombreuses analyses, l'enlèvement de la crème et l'addition d'une notable quantité d'eau assimileraient le lait à celui de l'animal surmené ou à celui de la femme obligée de se soumettre, trop tôt après sa délivrance, aux fatigues de l'atelier. C'est ce qu'avait bien compris la Société Industrielle en 1874, lorsque, répondant à l'appel de votre rapporteur, elle s'était généreusement engagée, en envoyant une circulaire spéciale à ses membres, dans la voie si noblement tracée dès 1865, par la société de Mulhouse, en faveur des personnes nouvellement accouchées qui travaillent dans la grande industrie. Sa puissante intervention a été récompensée en voyant successivement notre Assemblée législative adopter la loi protectrice du Dr Roussel, et en 1876 et 1878 les congrès de Bruxelles et de Paris mettre la question de la mortalité à leur ordre du jour. Malgré les lumineux rapports qui guidèrent et éclairèrent les recherches de tant d'hommes de cœur appartenant à toutes les nations de l'Europe, un point était resté dans l'ombre et avait passé inaperçu même des hygiénistes. C'est celui de l'influence de l'écrémage du lait, surtout dans nos grandes villes, sur la santé et la nutrition des enfants qui ne peuvent être nourris par la mère, et dont l'alimentation réclame un lait se rapprochant par sa composition chimique et ses propriétés physiologiques de celui de la femme.

A notre Société Industrielle, nous ne craignons pas de le déclarer, reviendra l'honneur d'avoir sur cette question toute vitale attiré l'attention des administrations municipales, des commissions des bureaux de bienfaisance, des juges, des physiologistes et des hygiénistes.

L'importance des deux mémoires, qui nous ont été envoyés, nous a prouvé que nous avions mis le doigt sur une plaie sociale et que, dans notre pays où se trouvent si souvent unis le cœur et la science, il suffit de dénoncer une cause juste et légitime pour trouver autour de soi d'énergiques défenseurs avec lesquels le triomphe ne peut être douteux.

Ces deux travaux émanent d'hommes versés dans les études de l'hygiène, de la physiologie, de la chimie et de la thérapeutique. Leurs plumes inspirées par les importants résultats qu'en obtiendront nos classes laborieuses, ont fourni sur le sujet mis au concours la plus complète solution que nous fussions en droit d'espérer.

Nous allons essayer de vous en faire une très rapide analyse, tout en vous déclarant que de tels travaux méritent mieux qu'un compte-rendu. Ils doivent être lus en entier pour être bien appréciés.

Le premier auteur a pris pour épigraphe : *Le lait est le liquide qui provient du pis de la vache.*

Nous avons été charmés par l'élégance du style, l'ordre et la méthode qui ont présidé à l'étude des matières. Nous avons été surtout très satisfaits des très nombreuses recherches scientifiques que le concurrent n'a pas hésité à s'imposer pour permettre d'apprécier les coutumes et les législations française et étrangères.

Dans sa première partie, il signale les dangers de l'écrémage, puis décrit les conséquences physiologiques indirectes de la soustraction de la graisse du lait et de l'addition d'eau au lait.

La seconde partie est intitulée :

Des moyens de remédier aux dangers de l'écrémage. Ces moyens sont :

1º L'expertise du lait par les instruments, lactomètre, galactomètre, crémomètre, etc., etc.. et par les organes des sens ;

2º Par la répression pénale de l'écrémage. A ce sujet, il établit avec une grande clarté le parallèle de la législation française avec celles de l'Allemagne et de l'Angleterre.

3º Par la répression et la prévention de l'écrémage à l'aide de l'action morale et individuelle. Il propose à ce sujet :

I. — La nomination de plusieurs inspecteurs, chargés d'assister à la traite, de recevoir le lait et de le transmettre aux consommateurs tels que les animaux l'ont fourni ;

II. — Un dépôt municipal, où pourraient puiser en toute garantie les abonnés ;

III. — La distribution de lait non écrémé par les, bureaux de bienfaisance ;

IV. — La création d'une étable laiterie aux frais d'une association.

L'auteur résume dans les conclusions suivantes son intéressant mémoire :

I. — L'écrémage simple, et l'écrémage avec substitution d'eau, l'addition d'eau toute seule sont des falsifications du lait emportant avec elles les conséquences les plus graves pour l'alimentation des consommateurs les plus habituels de lait, c'est-à-dire les ouvriers et les enfants :

A. — Par la soustraction de la graisse du lait, élément destiné à faire, chez les ouvriers, la chaleur transformable en travail ; chez les enfants, la chaleur nécessaire au mouvement fonctionnel ;

B. — Par l'indigestibilité du lait offert aux petits enfants dans ces conditions ;

C. — Par les maladies qui peuvent être apportées directement ou indirectement, avec l'eau ajoutée au lait ;

D. — Par les maladies qui résultent d'une alimentation insuffisante et même malfaisante ;

E. — Par la tendance que les mauvaises qualités du lait font naître chez les parents, à recourir aux succédanées illusoires du lait et surtout à l'alimentation prématurée par des préparations solides.

II. — Les altérations du lait peuvent être décelées par l'analyse chimique et même par le simple essai à l'aide des lactomètres, lactoscopes et crémomètres; mais l'écrémage partiel échappe jusqu'à un certain point à ces investigations;

III. — La répression pénale en vertu des lois, est un moyen préventif, insuffisant vis-à-vis des falsifications du lait;

A. — Parce que la constitution chimique du lait n'est pas fixée;

B. — Parce que la poursuite des fraudeurs n'est pas à la portée des particuliers;

C. — Parce que les peines prononcées sont au-dessous de la séduction du gain illicite à réaliser par les fraudeurs.

IV. — Le moyen qui peut assurer aux consommateurs le liquide tel qu'il sort du pis de la vache, c'est l'épreuve à l'étable combinée avec les mesures propres à supprimer les intermédiaires commerciaux et à garantir l'intégrité du lait pendant le trajet de la laiterie au domicile du client.

V. — Ce système peut être organisé:

1° Par les administrations publiques à l'aide de dépôts en ville;

2° Par les grandes administrations particulières:

Ecoles du gouvernement, lycées, hôpitaux etc., etc., sans même avoir de dépôts à créer;

3° Par les sociétés de bienfaisance;

4° Par les individus réunis en association.

VI. — Ce système réussira le plus aisément quand le groupe consommateur trouvera un fournisseur unique; mais il peut être appliqué à la fourniture de lait par plusieurs petits propriétaires d'un même canton. La solution du problème est dans l'installation de laiteries, d'étables-dépôts entièrement à la discrétion de l'association, d'où le lait arrive au consommateur sans intermédiaire.

D'après ce court aperçu, vous avez pu vous convaincre que nous avons affaire à un travail sérieux, répondant dignement à la question proposée, rédigé avec la haute compétence d'un savant habitué à résoudre les difficiles problèmes de l'hygiène sociale, sans aucun intérêt mercantile et n'ayant pour but que de concourir à vulgariser une réforme utile et vivement réclamée par les hygiénistes lillois, et songeant à améliorer le sort de nos concitoyens.

Il nous eut été agréable, qu'en s'appuyant sur les données de la science et de la statistique, il nous eût fait connaître la moyenne des enfants soumis à Lille à l'allaitement artificiel par le lait écrémé et la composition à l'aide d'analyses des laits vendus dans nos quartiers populeux des rues de Juliers et Saint-Sauveur.

Cette double étude nous eut permis de mieux apprécier l'opportunité de cette réforme et les dangers que courent les enfants des grands centres industriels.

A la Société des Sciences, ces renseignements nous ont été en partie fournis cette année par les concurrents, invités à rechercher les causes de la mortalité des jeunes enfants de la ville et des moyens d'y remédier.

En conséquence, cette légère omission ne peut en rien diminuer la valeur du travail de notre confrère. Aussi croyons-nous avoir le droit de déclarer que quand on a la satisfaction de rencontrer une étude aussi consciencieuse, de nature à projeter une vive lumière sur des questions à peine ébauchées et pourtant susceptibles d'exercer une aussi heureuse influence sur le sort de milliers d'enfants et sur le bonheur des familles, une société ne peut mieux faire que d'accorder à son auteur sa plus haute récompense ; car, en honorant le travailleur émérite, qui consent à lui apporter un puissant concours, elle s'honore elle-même.

En conséquence, votre Commission vous propose d'accorder une

haute récompense à l'auteur du mémoire portant pour épigraphe :
Le lait est le liquide tel qu'il sort du pis de la vache (Coulier),
et d'autoriser l'impression de son travail dans vos bulletins.

Le deuxième mémoire porte pour épigraphe :

Quæque ipse miserrima vidi. (Virg.) Au lait écrémé, et
par suite à l'administration d'un élément insuffisant , l'auteur attri-
bue les graves et nombreuses affections du tube digestif qui enlèvent
la plupart des jeunes enfants.

Avec non moins d'éloquence que de logique, il proteste contre
la faible pénalité qu'encourent de la part de la justice les hommes ,
qui ne craignent pas , par intérêt, d'altérer sciemment un produit
alimentaire indispensable au jeune âge. Que ne puis-je vous expri-
mer la compassion qu'il éprouve pour ces mères oubliant les fatigues
du jour , luttant contre l'insomnie et ne trouvant dans leurs seins
flétris qu'un lait privé de ses éléments nutritifs. Et cependant une
loi naturelle , bien supérieure à toutes celles imposées par les sociétés,
exige que la mère nourrisse son enfant.

S'il plaint le sort de la pauvre ouvrière qui sacrifie sa santé pour
sauvegarder l'existence de son enfant, il est justement sévère à
l'égard de ces femmes du monde qui laissent leur tâche incomplète
en recourant, sans absolue nécessité, à une nourrice mercenaire.

Il sollicite la propagation et l'adoption dans nos grands centres
industriels de caisses de secours pour venir en aide à la fille-mère,
obligée de faire expier à un pauvre petit innocent le châtiment d'une
faute qui devrait lui être personnelle.

L'auteur insiste d'abord sur les avantages de l'allaitement soit
par la mère soit par une nourrice. Il approuve l'allaitement animal
pourvu que le lait ne soit pas altéré par les nombreux moyens que
les chimistes sont appelés chaque jour à divulguer près de nos
tribunaux, et qui consistent surtout à lui enlever sa crème et à
ajouter une certaine quantité d'eau pour lui rendre sa densité primi-
tive. Puis il rappelle les nombreuses substances découvertes dans
la crème par Lassaigne, telles que la gomme adragante, la farine

de riz, la dextrine, l'amidon, les décoctions de son, d'orge et d'avoine, les macérations de safran, de pétales, du souci, de carottes, etc., etc.

Pour déceler tant de fraudes, il cite les procédés habiles de Berzelius, de Cadet de Vaux, de Chevalier, de Quevenne, de Lassaigne, de Donné, de Lecomte, de Marchand, de Poggiale, de Rosenthal, de Becquerel, etc., etc. :

« Par l'illustration des savants, dit-il, on peut juger de la rapa-
« cité de l'ennemi ; » puis il ajoute : tous les médecins sans exception,
« qui ont décrit les maladies de la première enfance, proscrivent
« d'une manière absolue l'allaitement artificiel dans les grandes
« villes ; la raison capitale de cet ostracisme, c'est la grande
« difficulté que l'on éprouve à se procurer un lait pur. Villermé
« signale une mortalité de 63 $^0/_0$ à Reims pendant une période
« décennale chez les enfants nourris avec le lait des environs.

« Gendron, Billard, Valleix, Barrier, Bouchut Bertillon, Bro-
« chard, Trousseau et vingt autres que nous pourrions, citer con-
« damnent dans leurs ouvrages l'allaitement artificiel.

« A ce mode d'allaitement ces auteurs attribuent l'entéro-colite,
« affection peu connue dans le pays où l'enfant est nourri par la
« mère ou reçoit un lait non altéré. »

Cette question de l'allaitement artificiel vient d'être reprise à Paris par des personnes très compétentes. On a même proposé d'établir, auprès des hôpitaux d'enfants dans les campagnes, une petite ferme, où des enfants âgés de trois à quatre mois recevraient un lait pur.

L'Académie n'a pas encose osé donner son approbation à ce nouveau mode d'allaitement. Espérons que les heureux résultats fournis dans les grandes villes par des distributions de lait non écrémé, entraîneront la conviction et seront le point de départ d'une réforme qui a pour elle l'hygiène et la physiologie.

Une noble cause ne pouvait être défendue par un plus chaleureux défenseur. Et si elle est gagnée devant l'opinion publique, nous

serons en droit d'attribuer une partie du succès à l'auteur du géné-
reux plaidoyer que vous avez confié à notre examen.

Comme l'auteur précédent, il recommande aux frais de la ville,
des bureaux de bienfaisance et des âmes charitables, l'installation
d'une ferme laiterie de 55 à 60 vaches, pour fournir chaque jour
les 1000 litres de lait non écrémé que réclament nos enfants.

Permettez-moi de vous lire les pages où il retrace avec humour
et d'une manière prophétique, le fonctionnement de sa laiterie
d'enfants :

« Nous nous transportons volontiers en imagination à la laiterie
« d'enfants, nous sommes en juin 1880, le long de la route qui
« aboutit à la ferme, nous voyons bon nombre de convalescents
« des hôpitaux qui, avant de reprendre le labeur quotidien, ont
« obtenu quelques jours de répit afin de prendre des bains de
« soleil et d'air pur; ils sont employés aux travaux légers de l'ex-
« ploitation et rétribués selon leur mérite. D'immenses potagers
« entourent la ferme et fournissent journellement des légumes frais
« aux divers hôpitaux de la ville; plus loin de belles et vertes
« pâtures garnies d'un troupeau d'animaux de choix réjouissent la
« vue. Nous examinons aussi les champs des alentours couverts
« d'une superbe et verdoyante récolte, qui promet à la ferme
« d'équilibrer ses dépenses par la vente des produits qu'elle ne
« peut consommer. Un maître de labour, qui revient d'inspecter son
« monde, nous fournit des détails sur la manière d'élever une
« bonne laitière et dit qu'une nourriture toujours naturelle est la
« meilleure; le pâturage l'été, les plantes tendres plutôt que le
« foin sec, la betterave plutôt que les résidus épuisés, en hiver,
« et il nous démontre clairement que les principes aromatiques et
« nutritifs renfermés dans l'eau de végétation des plantes, don-
« nent un lait abondant et plus agréable. Nous visitons aussi le
« laboratoire aux appareils divers; la chambre du lait avec sa
« collection de bouteilles en grès, les écuries, les étables où l'air
« circule et où la propreté est rigoureusement observée.

« On nous offre un peu de pain délicieux au goût et du beurre
« inconnu à la ville, le tout arrosé d'une tasse de lait délectable ;
« puis nous assistons à la traite, au remplissage des bouteilles
« dont le système de bouchage empêche toute fraude ; la direction
« inspecte ce travail, surveille le départ des voitures et nous dit que
« ces douze ou quinze cents litres de lait vont aux douze ou quinze
« dispensaires des pauvres dans chaque quartier de la ville ; une
« voiture spéciale dessert les abonnés. C'est celle dont nous nous
« servons pour rentrer en ville et dans la réalité, hélas ! »

Ses études sur les proportions de la crème dans le lait avec le concours du microscope sont saisissantes de vérité.

Les photographies représentant l'excellente nutrition des enfants élévés au sein, et l'émaciation de ceux nourris au lait écrémé ne peuvent laisser le moindre doute sur l'action nocive de ce dernier mode d'allaitement.

C'est l'œuvre d'un homme, habitué à parler avec cette autorité que donne la science unie à un grand cœur, et qui, après avoir longtemps médité sur la cause de nos plaies sociales, a dû avoir la satisfaction d'en faire cicatriser un grand nombre.

Un peu plus de méthode, des recherches plus étendues sur la législation de la vente du lait à l'étranger et ce travail comme le précédent, eut été digne de votre plus haute récompense. En conséquence, votre Commission vous propose d'accorder une récompense à l'auteur du mémoire portant pour épigraphe : *Quæque ipse miserrima vidi*, et d'autoriser l'impression de son travail dans vos bulletins.[1]

---

[1] La Société a décerné **une médaille d'or** à M. J. Arnould, auteur du premier travail,

Et **une médaille d'argent** à M. T. Bécour, auteur du second.

Lille Imp. L. Danel.